Emotionale Selbstfürsorge für schwarze Frauen

Entdecken Sie, wie Sie Ihr Selbstwertgefühl steigern, innere Kritiker zum Schweigen bringen, Ängste überwinden und Emotionen beherrschen können, um dauerhafte Heilung und Selbstvertrauen zu erreichen

ALINA ROBERTSON

Haftungsausschluss

Die in diesem Buch bereitgestellten Informationen dienen ausschließlich Bildungs- und Informationszwecken. Es ist nicht als Ersatz für professionelle medizinische Beratung, Diagnose oder Behandlung gedacht. Lassen Sie sich bei Fragen zu einer Erkrankung stets von Ihrem Arzt oder einem anderen qualifizierten Gesundheitsdienstleister beraten.

Der Autor und Herausgeber dieses Buches geben keine Zusicherungen oder Gewährleistungen hinsichtlich der Richtigkeit, Anwendbarkeit oder Vollständigkeit des Inhalts dieses Buchs. Der Autor und der Herausgeber lehnen jegliche Haftung oder Verluste im Zusammenhang mit der Verwendung dieses Buches ab.

Der Leser übernimmt die volle Verantwortung für die Verwendung der in diesem Buch bereitgestellten Informationen.

Der Autor und Herausgeber übernimmt keine Haftung für Schäden oder Verluste, die durch die Nutzung oder den Missbrauch der hierin enthaltenen Informationen entstehen.

INHALTSVERZEICHNIS

Einführung

In der heutigen schnelllebigen Welt, in der die Anforderungen an unsere Zeit und Energie scheinbar endlos sind, ist die Priorisierung des emotionalen Wohlbefindens für die allgemeine Gesundheit und das Glück von entscheidender Bedeutung. Für schwarze Frauen kann sich die Bewältigung der Komplexität des Lebens oft wie ein harter Kampf anfühlen, der durch systemische Ungerechtigkeiten, gesellschaftlichen Druck und kulturelle Erwartungen noch verstärkt wird. In diesem Buch befassen wir uns mit dem kritischen Thema der emotionalen Selbstfürsorge, die speziell auf die Erfahrungen und Bedürfnisse von Frauen zugeschnitten ist.

Die Bedeutung emotionaler Selbstfürsorge verstehen

Emotionale Selbstfürsorge ist nicht nur ein Genuss, sondern ein wesentlicher Aspekt der

Aufrechterhaltung einer ganzheitlichen Gesundheit. Es geht darum, unsere emotionalen Bedürfnisse zu erkennen, zu würdigen und darauf einzugehen, um Belastbarkeit, inneren Frieden und Selbstmitgefühl zu fördern. Durch die Priorisierung des emotionalen Wohlbefindens können schwarze Frauen die verschiedenen Herausforderungen, denen sie begegnen, ob persönlich, beruflich oder gesellschaftlich, besser meistern.

Anerkennung einzigartiger Herausforderungen, denen sich schwarze Frauen gegenübersehen

Frauen stehen vor einer Vielzahl einzigartiger Herausforderungen, die ihre emotionale Gesundheit beeinträchtigen können. Vom Umgang mit systemischem Rassismus und Diskriminierung bis hin zum Umgang mit sich überschneidenden Identitäten wie Rasse, Geschlecht und sozioökonomischem Status können die Belastungen überwältigend sein. Darüber hinaus stellen gesellschaftliche Erwartungen oft unrealistische Anforderungen an schwarze Frauen, stark, belastbar und aufopferungsvoll zu sein, und lassen wenig Raum für Verletzlichkeit oder Selbstfürsorge. Das Erkennen und Anerkennen dieser Herausforderungen ist der erste Schritt zur Entwicklung wirksamer Strategien für emotionale Belastbarkeit und Wohlbefinden.

Kultivierung des Selbstbewusstseins

Selbstbewusstsein ist die Grundlage emotionaler Intelligenz und ein wesentlicher Bestandteil emotionaler Selbstfürsorge. Es geht darum, ein tiefes Verständnis unserer Gedanken, Gefühle, Verhaltensweisen und Auslöser zu entwickeln. Durch die Kultivierung des Selbstbewusstseins können schwarze Frauen Einblick in ihre innere Welt gewinnen, Denk- und Verhaltensmuster erkennen und bewusste Entscheidungen treffen, die ihr Wohlbefinden unterstützen. In diesem Abschnitt untersuchen wir zwei Schlüsselaspekte der Kultivierung des Selbstbewusstseins: das Erforschen persönlicher Emotionen und Auslöser sowie das Erkennen und Herausfordern negativer Gedankenmuster.

Erforschung persönlicher Emotionen und Auslöser

Einer der ersten Schritte zur Entwicklung des Selbstbewusstseins besteht darin, unsere persönlichen Emotionen zu erforschen und zu verstehen, was sie auslöst. Für schwarze Frauen können Emotionen komplex und vielschichtig sein und werden oft sowohl von individuellen Erfahrungen als auch von umfassenderen sozialen Faktoren beeinflusst. Für das emotionale Wohlbefinden ist es von entscheidender Bedeutung, sich die Zeit zu nehmen, unsere Gefühle anzuerkennen und zu bestätigen, ohne zu urteilen oder zu unterdrücken.

Um unsere Emotionen zu erforschen, können wir damit beginnen, Achtsamkeit zu üben und uns auf unsere körperlichen Empfindungen, Gedanken und Gefühle im gegenwärtigen Moment einzustimmen. Dies kann so einfach sein wie ein paar tiefe Atemzüge, das Schließen der Augen und das Lenken unserer Aufmerksamkeit nach innen. Indem wir unsere Gefühle ohne Anhaftung oder Reaktion beobachten, können wir beginnen, ein tieferes

Verständnis unserer inneren Landschaft zu entwickeln.

Darüber hinaus kann das Tagebuchführen ein wirkungsvolles Werkzeug zur Erforschung von Emotionen sein. Das Aufschreiben unserer Gedanken und Gefühle ermöglicht es uns, sie zu externalisieren, eine Perspektive zu gewinnen und wiederkehrende Muster oder Themen zu erkennen. Wir können uns Fragen stellen wie: „Was fühle ich gerade?" und „Welche Ereignisse oder Situationen haben diese Emotionen ausgelöst?" Indem wir die spezifischen Auslöser identifizieren, die emotionale Reaktionen hervorrufen, können wir uns besser auf die Bewältigung ähnlicher Situationen in der Zukunft vorbereiten.

Darüber hinaus kann die Suche nach Unterstützung von vertrauenswürdigen Freunden, Familienmitgliedern oder Fachleuten für psychische Gesundheit wertvolle Erkenntnisse und Bestätigung liefern. Wenn wir unsere Gefühle mit anderen teilen, fühlen wir uns gehört, verstanden und unterstützt und fördern so ein Gefühl der Verbundenheit und Zugehörigkeit.

Negative Gedankenmuster erkennen und in Frage stellen

Neben der Erforschung unserer Emotionen gehört zur Kultivierung des Selbstbewusstseins auch das Erkennen und Herausfordern negativer Gedankenmuster, die zu emotionalem Stress beitragen. Negative Denkmuster, auch kognitive Verzerrungen genannt, sind gewohnheitsmäßige Denkweisen, die irrational, wenig hilfreich und oft ungenau sind. Zu den häufigsten kognitiven Verzerrungen gehören Schwarz-Weiß-Denken, Katastrophisieren und Personalisierung.

Um negative Gedankenmuster zu erkennen, können wir Selbstreflexion und Selbstbeobachtung üben. Wenn wir auf unseren internen Dialog achten und auf wiederkehrende Themen oder Botschaften achten, können wir verzerrte Denkmuster erkennen. Beispielsweise können wir uns dabei ertappen, wie wir alles oder nichts denken und glauben, dass wir ein totaler Versager sind, wenn wir einen Fehler machen.

Sobald wir negative Denkmuster identifiziert haben, können wir damit beginnen, sie in Frage zu stellen, indem wir die Beweise untersuchen und alternative Perspektiven in Betracht ziehen. Dazu gehört, dass wir uns Fragen stellen wie: „Basiert dieser Gedanke auf Fakten oder Annahmen?“ und „Welche Beweise habe ich, um diesen Gedanken zu stützen oder zu widerlegen?“ Indem wir unsere Gedanken kritisch bewerten, können wir ausgewogenere und realistischere Interpretationen unserer selbst und unserer Erfahrungen entwickeln.

Darüber hinaus ist das Üben von Selbstmitgefühl und Selbstbestätigung unerlässlich, um negative Gedankenmuster in Frage zu stellen. Anstatt uns selbst für unsere Gedanken und Gefühle scharf zu kritisieren, können wir eine mitfühlende und verständnisvolle Haltung einnehmen. Wir können uns daran erinnern, dass es natürlich ist, eine Reihe von Emotionen zu erleben, und dass unser Wert nicht durch unsere Gedanken oder wahrgenommenen Mängel bestimmt wird.

Die Kultivierung des Selbstbewusstseins ist eine wirkungsvolle Praxis, die Frauen befähigt, sich selbst auf einer tieferen Ebene zu verstehen, ihre Gefühle leichter zu steuern und Entscheidungen zu treffen, die ihren Werten und Prioritäten entsprechen. Durch die Erforschung persönlicher Emotionen und Auslöser sowie das Erkennen und Herausfordern negativer Gedankenmuster können Frauen die Widerstandskraft und das Selbstmitgefühl entwickeln, die nötig sind, um angesichts

der   Herausforderungen   des   Lebens
erfolgreich zu sein.

Selbstmitgefühl fördern

Selbstmitgefühl ist ein grundlegender Aspekt der emotionalen Selbstfürsorge, insbesondere für Frauen, die häufig gesellschaftlichem Druck, Stereotypen und systemischen Ungerechtigkeiten ausgesetzt sind, die ihr Selbstwertgefühl und ihr Zugehörigkeitsgefühl untergraben können. Selbstmitgefühl zu fördern bedeutet, sich selbst mit Freundlichkeit, Verständnis und Akzeptanz zu behandeln, unabhängig von äußeren Umständen. In diesem Abschnitt untersuchen wir zwei Schlüsselstrategien zur Förderung von Selbstmitgefühl: die Identität und Schönheit der Schwarzen anzunehmen und zu feiern sowie Vergebung zu üben und Schuldgefühle loszulassen.

Schwarze Identität und Schönheit annehmen und feiern

Das Annehmen und Feiern der schwarzen Identität und Schönheit ist ein wesentlicher Bestandteil der Förderung des

Selbstmitgefühls für schwarze Frauen. In einer Welt, in der schwarze Stimmen und Erfahrungen oft marginalisiert oder übersehen werden, ist es für schwarze Frauen von entscheidender Bedeutung, ihren Wert und Wert von innen heraus zu bekräftigen. Die Akzeptanz der schwarzen Identität bedeutet, den Reichtum und die Vielfalt der schwarzen Kultur, Geschichte und des Erbes anzuerkennen und zu würdigen.

Eine Möglichkeit, die schwarze Identität anzunehmen, besteht darin, ein Gefühl des Stolzes auf die eigenen Wurzeln und Abstammung zu entwickeln. Dazu kann es gehören, etwas über die Geschichte, Traditionen und Beiträge der Schwarzen zur Gesellschaft zu lernen und sich mit kulturellen Praktiken und Gemeinschaften zu vernetzen. Durch die Akzeptanz ihrer kulturellen Identität können Frauen ein starkes Zugehörigkeitsgefühl und Selbstwertgefühl entwickeln, das auf einer tiefen Wertschätzung dafür beruht, wer sie sind und woher sie kommen.

Darüber hinaus bedeutet die Feier der schwarzen Schönheit, eurozentrische Schönheitsstandards abzulehnen und unterschiedliche Darstellungen von Schönheit zu akzeptieren. Schwarze Frauen gibt es in allen Formen, Größen und Schattierungen, und jede einzelne ist auf ihre ganz eigene Art und Weise von Natur aus schön. Indem Frauen ihre natürlichen Merkmale, Frisuren und Hauttöne würdigen, können sie soziale Normen in Frage stellen und ihren inhärenten Wert und ihre Schönheit bekräftigen.

Darüber hinaus kann es das Gefühl von Stolz und Selbstwertgefühl stärken, wenn man sich mit positiven Darstellungen der Exzellenz und Leistung der Schwarzen umgibt. Dies kann die Suche nach Medien, Literatur und Kunstwerken beinhalten, die schwarze Stimmen und Erfahrungen feiern, und die Verstärkung schwarzer Stimmen im persönlichen und beruflichen Umfeld. Indem Frauen sich gegenseitig ermutigen und unterstützen, können sie eine Kultur des Feierns und der Ermächtigung schaffen, die Selbstmitgefühl und Belastbarkeit fördert.

Vergebung üben und Schuldgefühle loslassen

Das Üben von Vergebung und das Loslassen von Schuldgefühlen ist ein weiterer wesentlicher Aspekt der Förderung des Selbstmitgefühls für schwarze Frauen. Oft tragen Frauen die Last eines generationenübergreifenden Traumas, systemischer Unterdrückung und gesellschaftlicher Erwartungen, die sich in Schuldgefühlen, Schamgefühlen und Unwürdigkeit äußern können. Zu lernen, sich selbst und anderen zu vergeben, ist eine wirkungsvolle Praxis, die schwarze Frauen von den Lasten der Vergangenheit befreien und inneren Frieden und Heilung fördern kann.

Vergebung bedeutet, Groll, Wut und Verbitterung gegenüber sich selbst und anderen loszulassen und sich dafür zu entscheiden, stattdessen Mitgefühl und Verständnis zu zeigen. Dies kann ein herausfordernder Prozess sein, insbesondere wenn man mit tiefsitzendem Schmerz und Verrat konfrontiert wird. Wenn schwarze Frauen jedoch erkennen, dass das Festhalten an Groll nur das Leiden aufrechterhält, können sie damit beginnen, die Vergangenheit loszulassen und Raum für Heilung und Wachstum zu schaffen.

Darüber hinaus ist es ein wesentlicher Bestandteil des Selbstmitgefühls, sich selbst zu vergeben. Frauen können aufgrund des sozialen Drucks und der Erwartungen mit dem Gefühl der Unzulänglichkeit oder Selbstvorwürfen zu kämpfen haben. Es ist jedoch wichtig zu erkennen, dass jeder Fehler macht und Rückschläge erlebt und dass Scheitern ein natürlicher Teil der menschlichen Erfahrung ist. Durch die Ausübung von Selbstvergebung können

Frauen ein Gefühl der Selbstakzeptanz und Wertschätzung entwickeln, unabhängig von vergangenen Handlungen oder Mängeln.

Um Selbstmitgefühl zu fördern, müssen wir die Identität und Schönheit der Schwarzen annehmen und feiern sowie Vergebung üben und Schuldgefühle loslassen. Durch die Bestätigung ihres inneren Wertes und der Befreiung von den Lasten der Vergangenheit können Frauen ein tiefes Gefühl von Selbstmitgefühl und Belastbarkeit entwickeln, das sie auf ihrem Weg zu emotionalem Wohlbefinden und Erfüllung unterstützt.

Aufbau unterstützender Beziehungen

Der Aufbau unterstützender Beziehungen ist für die emotionale Selbstfürsorge von entscheidender Bedeutung und bietet Frauen das notwendige Netzwerk aus Liebe, Verständnis und Selbstbestimmung. In diesem Abschnitt untersuchen wir zwei Schlüsselaspekte der Förderung unterstützender Beziehungen: den Umgang mit Freundschaften, die Familiendynamik und die Unterstützung der Gemeinschaft sowie das Setzen von Grenzen und das Eintreten für Ihre Bedürfnisse.

Umgang mit Freundschaften, Familiendynamik und Gemeinschaftsunterstützung

Das Navigieren in Beziehungen zu Freunden, Familienmitgliedern und Gemeindemitgliedern kann sich erheblich auf das emotionale Wohlbefinden einer Frau auswirken. Für die Förderung des

Zugehörigkeits- und Verbundenheitsgefühls ist es wichtig, unterstützende Freundschaften mit Menschen zu pflegen, die die eigenen Erfahrungen aufwerten, bestätigen und verstehen. Sich mit einer vielfältigen und integrativen Gemeinschaft zu umgeben, die Vielfalt würdigt und ihre Mitglieder stärkt, kann eine wertvolle Quelle der Stärke und Widerstandsfähigkeit darstellen.

Zusätzlich zu Freundschaften kann die Bewältigung der Familiendynamik einzigartige Herausforderungen und Wachstumschancen mit sich bringen. Frauen können aufgrund unterschiedlicher Werte, Überzeugungen oder Generationenperspektiven Spannungen oder Konflikte innerhalb ihrer Familien erleben. Allerdings kann die Aufrechterhaltung einer offenen und ehrlichen Kommunikation, das Setzen gesunder Grenzen und das Üben von Empathie und Verständnis dabei helfen, diese Herausforderungen zu meistern und die familiären Bindungen zu stärken.

Darüber hinaus kann die Suche nach Unterstützung von Gemeinschaftsorganisationen, Kulturgruppen oder spirituellen Gemeinschaften zusätzliche Quellen der Unterstützung und Bestätigung bieten. Die Teilnahme an Aktivitäten und Initiativen, die mit den eigenen Werten und Interessen in Einklang stehen, kann ein Gefühl der Zugehörigkeit und des Ziels fördern und gleichzeitig mit Gleichgesinnten in Kontakt treten, die ähnliche Erfahrungen und Bestrebungen teilen.

Grenzen setzen und für Ihre Bedürfnisse eintreten

Das Setzen von Grenzen und das Eintreten für die eigenen Bedürfnisse ist entscheidend für die Aufrechterhaltung gesunder und erfüllender Beziehungen. Von Frauen wird oft erwartet, stark, aufopferungsvoll und grenzenlos unterstützend zu sein, was zu Burnout und Groll führen kann, wenn ihre eigenen Bedürfnisse ständig übersehen oder missachtet werden.

Beim Setzen von Grenzen geht es darum, die eigenen Grenzen, Vorlieben und Erwartungen in Beziehungen klar zu kommunizieren und selbstbewusst für sich selbst einzutreten. Dies kann bedeuten, dass man zu Anfragen oder Forderungen, die die eigene Leistungsfähigkeit übersteigen, „Nein" sagt, Unbehagen oder Unzufriedenheit mit bestimmten Verhaltensweisen oder Interaktionen zum Ausdruck bringt und der Selbstfürsorge und dem Wohlbefinden Vorrang einräumt.

Darüber hinaus bedeutet das Eintreten für die eigenen Bedürfnisse, dass man seinen Wert und seine Beiträge anerkennt und wertschätzt und sich in Bereichen behauptet, in denen die eigene Stimme und Erfahrungen möglicherweise an den Rand gedrängt oder zum Schweigen gebracht werden. Dazu kann es gehören, sich für Chancengleichheit und Gleichberechtigung einzusetzen, diskriminierende Praktiken oder Richtlinien in Frage zu stellen und sich für einen Systemwandel einzusetzen, der Frauen und Gemeinschaften zugutekommt.

Zusammenfassend lässt sich sagen, dass es beim Aufbau unterstützender Beziehungen darum geht, sich mit Freundschaften, Familiendynamiken und der Unterstützung der Gemeinschaft auseinanderzusetzen, Grenzen zu setzen und sich für die eigenen Bedürfnisse einzusetzen. Durch die Pflege von Beziehungen, die aufmunternd, bestätigend und stärkend sind, und indem sie selbstbewusst und selbstbewusst für sich selbst eintreten, können schwarze Frauen ein Netzwerk der Unterstützung und Bestätigung aufbauen, das sie auf ihrem Weg zu emotionalem Wohlbefinden und Erfüllung unterstützt.

Umgang mit Stress und Angst

Stress und Angstzustände sind für viele Menschen häufige Erfahrungen, und insbesondere schwarze Frauen können aufgrund von systemischem Rassismus, Geschlechterdiskriminierung und gesellschaftlichem Druck besonderen Stressfaktoren ausgesetzt sein. Der Umgang mit Stress und Ängsten ist für die Aufrechterhaltung des emotionalen Wohlbefindens und der Belastbarkeit von entscheidender Bedeutung. In diesem Abschnitt untersuchen wir Strategien zur Bewältigung täglicher Stressfaktoren und zur Bewältigung von Angstzuständen und Panikattacken.

Strategien zur Bewältigung täglicher Stressfaktoren

Der Umgang mit alltäglichen Stressfaktoren ist entscheidend für die Vorbeugung von chronischem Stress und seinen negativen

Auswirkungen auf die körperliche und emotionale Gesundheit. Schwarze Frauen können in ihrem täglichen Leben einer Vielzahl von Stressfaktoren ausgesetzt sein, darunter Arbeitsdruck, familiäre Verpflichtungen, finanzielle Sorgen und gesellschaftliche Ungerechtigkeiten. Die Umsetzung wirksamer Strategien zur Stressbewältigung kann dazu beitragen, Spannungen abzubauen und ein Gefühl der Ruhe und Ausgeglichenheit zu fördern.

Eine Strategie zur Bewältigung des täglichen Stresses besteht darin, Selbstpflegeaktivitäten Vorrang einzuräumen, die Entspannung und Verjüngung fördern. Dazu kann gehören, regelmäßig Sport zu treiben, Achtsamkeitsmeditation zu praktizieren oder Hobbys und Aktivitäten nachzugehen, die Freude und Erfüllung bringen. Über den Tag verteilt Pausen einzulegen, um neue Energie zu tanken und sich neu zu erholen, kann helfen, einem Burnout vorzubeugen und die

Widerstandsfähigkeit gegenüber Stressfaktoren zu erhöhen.

Darüber hinaus ist die Entwicklung gesunder Bewältigungsmechanismen für den Umgang mit Stress von entscheidender Bedeutung. Dazu kann es gehören, soziale Unterstützung von Freunden, der Familie oder Selbsthilfegruppen zu suchen, Gefühle durch kreative Ausdrucksmöglichkeiten wie Schreiben oder Kunst auszudrücken oder Entspannungstechniken wie tiefes Atmen oder progressive Muskelentspannung zu praktizieren. Durch die Entwicklung eines Toolkits mit Bewältigungsstrategien können Frauen die täglichen Stressfaktoren effektiv bewältigen und im Laufe der Zeit ihre Widerstandsfähigkeit aufbauen.

Darüber hinaus kann die Schaffung einer unterstützenden Umgebung zu Hause und am Arbeitsplatz dazu beitragen, Stressfaktoren zu mildern und ein Gefühl der Sicherheit und Zugehörigkeit zu schaffen. Dazu kann es gehören, Grenzen gegenüber toxischen Personen zu setzen, sich für die eigenen Bedürfnisse und Rechte einzusetzen und nach integrativen Räumen zu suchen, die Vielfalt und Gerechtigkeit wertschätzen. Der Aufbau eines starken Unterstützungsnetzwerks aus vertrauenswürdigen Personen, die Bestätigung, Ermutigung und praktische Hilfe bieten, kann einen Puffer gegen Stress bieten und das emotionale Wohlbefinden fördern.

Umgang mit Angstzuständen und Panikattacken

Angst- und Panikattacken können überwältigende Erfahrungen sein, die das tägliche Leben stören und erhebliche Belastungen verursachen. Schwarze Frauen können aufgrund systemischer Ungerechtigkeiten, rassistischer Traumata und gesellschaftlicher Erwartungen besonders anfällig für Ängste sein. Um Angstzustände und Panikattacken zu bekämpfen, müssen Bewältigungsstrategien zur Bewältigung der Symptome umgesetzt und bei Bedarf professionelle Unterstützung in Anspruch genommen werden.

Eine wirksame Strategie zur Bewältigung von Angstzuständen besteht darin, Entspannungstechniken zu praktizieren, die ein Gefühl der Ruhe und Entspannung fördern. Dazu können Atemübungen, progressive Muskelentspannung oder geführte Bilder gehören. Durch regelmäßiges Üben dieser Techniken können Frauen die Intensität der Angstsymptome reduzieren und das Gefühl der Kontrolle über die Luftgefühle wiedererlangen.

Darüber hinaus ist es für die Bewältigung von Ängsten unerlässlich, negative Gedankenmuster und kognitive Verzerrungen in Frage zu stellen. Frauen können verinnerlichten Rassismus oder negative Selbstgespräche erleben, die Angstgefühle und Selbstzweifel verstärken. Durch das Erkennen und Hinterfragen dieser verzerrten Gedanken können Einzelpersonen ihre Perspektiven neu formulieren und ausgewogenere und realistischere Interpretationen ihrer selbst und ihrer Erfahrungen entwickeln.

Darüber hinaus kann die Suche nach professioneller Unterstützung durch einen Therapeuten oder Berater wertvolle Werkzeuge und Techniken zur Bewältigung von Angstzuständen und Panikattacken liefern. Die kognitive Verhaltenstherapie (CBT) ist besonders wirksam bei der Behandlung von Angststörungen, da sie Menschen dabei hilft, schlecht angepasste Denkmuster und Verhaltensweisen zu erkennen und zu ändern. Die Therapie kann auch einen sicheren und unterstützenden Raum für die Verarbeitung schwieriger Emotionen, die Erforschung des zugrunde liegenden Traumas und die Entwicklung von Bewältigungsstrategien bieten, die auf die individuellen Bedürfnisse zugeschnitten sind.

Der Umgang mit Stress und Ängsten ist für die Aufrechterhaltung des emotionalen Wohlbefindens und der Belastbarkeit von entscheidender Bedeutung. Durch die Umsetzung von Strategien zur Bewältigung des täglichen Stresses und zur Bekämpfung von Angstzuständen und Panikattacken können Frauen ein Gefühl der Ruhe, Ausgeglichenheit und Selbstbestimmung in ihrem Leben entwickeln. Die Suche nach Unterstützung von vertrauenswürdigen Personen und Fachleuten kann zusätzliche Ressourcen und Anleitung zur Bewältigung von Herausforderungen und zur Förderung des allgemeinen Wohlbefindens bieten.

Heilung von Traumata

Traumata, ob historisch oder zwischenmenschlich, können tiefgreifende und dauerhafte Auswirkungen auf das emotionale Wohlbefinden eines Menschen haben. Bei schwarzen Frauen kann sich das Erbe von systemischem Rassismus, Geschlechterdiskriminierung und intergenerationellen Traumata in verschiedenen Formen psychischer Belastung manifestieren. Zur Heilung eines Traumas gehört es, seine Wurzeln zu verstehen, professionelle Hilfe und Therapie in Anspruch zu nehmen und sich an Selbstpflegepraktiken zu beteiligen, die Heilung und Widerstandsfähigkeit fördern.

Historisches und zwischenmenschliches Trauma verstehen

Historisches Trauma bezieht sich auf die kumulativen emotionalen und psychologischen Wunden, die Einzelpersonen oder Gemeinschaften als

Folge systemischer Unterdrückung, Kolonisierung, Sklaverei oder anderer Formen historischer Ungerechtigkeit erleiden. Für schwarze Frauen umfasst das historische Trauma die anhaltenden Auswirkungen von Sklaverei, Segregation und anhaltender Rassendiskriminierung auf die psychische Gesundheit und das Wohlbefinden. Dazu gehört die Weitergabe von Traumata über Generationen hinweg sowie die Normalisierung von Gewalt, Ungerechtigkeit und Ungleichheit innerhalb der Gesellschaft.

Zwischenmenschliche Traumata hingegen beziehen sich auf traumatische Erfahrungen, die in persönlichen Beziehungen auftreten, wie z. B. körperlicher oder sexueller Missbrauch, häusliche Gewalt oder Vernachlässigung in der Kindheit. Schwarze Frauen können aufgrund sich überschneidender Faktoren wie Rasse, Geschlecht und sozioökonomischer Status überproportional von zwischenmenschlichen Traumata betroffen sein. Darüber hinaus kann die Intersektionalität der Unterdrückung die Auswirkungen eines Traumas verschärfen und zu komplexen und sich überschneidenden Formen psychischer Belastung führen.

Das Verständnis der Wurzeln historischer und zwischenmenschlicher Traumata ist für die Heilung von entscheidender Bedeutung, da es den Kontext für die auftretenden Erfahrungen und Emotionen bietet. Das Erkennen der Auswirkungen systemischer Ungerechtigkeit und Diskriminierung auf die psychische Gesundheit ermöglicht es Einzelpersonen, ihre Erfahrungen zu bestätigen, mit anderen in Kontakt zu treten, die ähnliche Probleme teilen, und sich für systemische Veränderungen einzusetzen.

Ich suche professionelle Hilfe und Therapie

Die Suche nach professioneller Hilfe und Therapie ist ein entscheidender Schritt bei der Heilung von Traumata und der Wiederherstellung des eigenen Handlungs-

und Wohlbefindensgefühls. Die Therapie bietet dem Einzelnen einen sicheren und vertraulichen Raum, in dem er seine Erfahrungen erforschen, schwierige Emotionen verarbeiten und Bewältigungsstrategien zur Bewältigung der Symptome eines Traumas entwickeln kann.

Es gibt verschiedene therapeutische Ansätze, die bei der Behandlung von Traumata wirksam sein können, darunter kognitive Verhaltenstherapie (CBT), dialektische Verhaltenstherapie (DBT), Desensibilisierung und Wiederaufbereitung von Augenbewegungen (EMDR) und traumainformierte Therapie. Diese Ansätze konzentrieren sich darauf, Einzelpersonen dabei zu helfen, den Zusammenhang zwischen ihren Gedanken, Emotionen und Verhaltensweisen zu verstehen und Fähigkeiten zur Regulierung von Emotionen, zum Umgang mit Auslösern und zum Aufbau von Widerstandsfähigkeit zu entwickeln.

Darüber hinaus ist eine kulturell kompetente Therapie für schwarze Frauen, die Unterstützung bei traumabedingten Problemen suchen, von entscheidender Bedeutung. Kulturell kompetente Therapeuten verstehen die einzigartigen kulturellen, sozialen und historischen Kontexte, die die Traumaerfahrungen von Frauen prägen, und können kulturell relevante Interventionen und Unterstützung anbieten. Dies kann die Einbeziehung afrozentrischer Perspektiven, Rituale und Traditionen in die Therapie und die Behandlung von Fragen der Rasse, Identität und Ermächtigung im therapeutischen Prozess umfassen.

Darüber hinaus können Gruppentherapie und Selbsthilfegruppen wertvolle Ressourcen für Einzelpersonen sein, die ein Trauma heilen. Der Kontakt zu anderen, die ähnliche Herausforderungen erlebt haben, kann Isolations- und Schamgefühle verringern, Bestätigung und Verständnis vermitteln und Möglichkeiten für gegenseitige Unterstützung und Wachstum bieten. Gruppentherapie ermöglicht es Einzelpersonen, ihre Erfahrungen auszutauschen, aus der Perspektive anderer zu lernen und neue Bewältigungsstrategien in einer unterstützenden und einfühlsamen Umgebung zu üben.

Zur Heilung von Traumata gehört es, die Wurzeln historischer und zwischenmenschlicher Traumata zu verstehen, professionelle Hilfe und Therapie in Anspruch zu nehmen und sich an Selbstfürsorgepraktiken zu beteiligen, die Heilung und Widerstandsfähigkeit fördern. Indem Frauen die Auswirkungen von Traumata auf die psychische Gesundheit anerkennen, auf kulturell kompetente Unterstützung zugreifen und sich mit anderen vernetzen, die ähnliche Erfahrungen teilen, können sie ihr Gefühl der Entscheidungsfreiheit und ihres Wohlbefindens zurückgewinnen und sich auf eine Reise der Heilung und Selbstbestimmung begeben.

Resilienz und Empowerment fördern

Für Sie als Frau ist es unerlässlich, Belastbarkeit und Selbstbestimmung anzunehmen, um die unzähligen Herausforderungen und Widrigkeiten zu meistern, denen Sie im Leben begegnen können. Resilienz beinhaltet Ihre Fähigkeit, sich von Rückschlägen zu erholen, sich an Veränderungen anzupassen und angesichts von Widrigkeiten erfolgreich zu sein. Bei Empowerment hingegen geht es darum, Ihren Wert, Ihre Entscheidungsfreiheit und Ihre Fähigkeit anzuerkennen, positive Veränderungen in Ihrem Leben und Ihrer Gemeinschaft herbeizuführen. In diesem Abschnitt untersuchen wir zwei Schlüsselaspekte, um Resilienz und Empowerment für Sie zu fördern: Kraft aus Ihrem kulturellen Erbe und Ihrer Resilienz zu schöpfen und Selbstvertrauen und Durchsetzungsvermögen zu kultivieren.

Stärke aus kulturellem Erbe und Resilienz schöpfen

Als Frau verfügen Sie über ein reiches kulturelles Erbe und eine Geschichte der Widerstandsfähigkeit, die in herausfordernden Zeiten als Quelle der Stärke und Inspiration dienen kann. Indem Sie sich auf die Weisheit, Traditionen und Widerstandsfähigkeit Ihrer Vorfahren stützen, können Sie ein Gefühl von Stolz, Identität und Zugehörigkeit entwickeln, das Sie durch Widrigkeiten trägt.

Eine Möglichkeit, Stärke aus Ihrer Kultur zu ziehen, besteht darin, mehr über die Geschichte, Erfolge und Beiträge der Schwarzen zur Gesellschaft zu erfahren und diese zu feiern. Entdecken Sie die Leistungen weiblicher Führungskräfte, Künstlerinnen, Aktivistinnen und Innovatorinnen und erkennen Sie ihre Widerstandsfähigkeit angesichts systemischer Unterdrückung und Widrigkeiten. Indem Sie sich mit den Geschichten und Erfahrungen Ihrer

Vorfahren verbinden, können Sie Inspiration und Bestätigung für Ihre eigenen Kämpfe und Erfolge finden.

Darüber hinaus kann die Teilnahme an kulturellen Praktiken und Traditionen in Zeiten von Stress oder Unsicherheit ein Gefühl der Verbundenheit und Halt vermitteln. Nehmen Sie an kulturellen Veranstaltungen, Festivals oder Zeremonien teil, üben Sie Rituale wie Geschichtenerzählen, Musik oder Tanz und verbinden Sie sich mit spirituellen oder religiösen Traditionen, die mit Ihren Überzeugungen und Werten in Einklang stehen. Durch die sinnvolle Auseinandersetzung mit dem kulturellen Erbe können Sie ein Zugehörigkeits- und Selbstbestimmungsgefühl entwickeln, das Ihre Widerstandsfähigkeit und Ihr Identitätsgefühl stärkt.

Darüber hinaus kann der Aufbau von Unterstützungsnetzwerken innerhalb der schwarzen Gemeinschaft in Zeiten der Not wertvolle Ressourcen und Solidarität bieten. Vernetzen Sie sich mit anderen Frauen, die ähnliche Erfahrungen und Werte teilen, um Weisheit zu teilen, gegenseitige Unterstützung anzubieten und sich für kollektive Stärkung und sozialen Wandel einzusetzen. Indem Sie solidarisch zusammenstehen, können Sie Ihre Stimmen verstärken, systemische Ungerechtigkeiten bekämpfen und eine gerechtere und integrativere Gesellschaft für zukünftige Generationen schaffen.

Selbstvertrauen und Durchsetzungsvermögen kultivieren

Für Sie als Frau ist es wichtig, Selbstvertrauen und Durchsetzungsvermögen zu entwickeln, um Herausforderungen zu meistern, Ihre Ziele zu verfolgen und sich für Ihre Bedürfnisse und Rechte einzusetzen. Zu Selbstvertrauen gehört der Glaube an Ihre Fähigkeiten, Ihren Wert und Ihr Potenzial, während Durchsetzungsvermögen bedeutet, dass Sie sich selbstbewusst und respektvoll ausdrücken, für Ihre Bedürfnisse und Grenzen eintreten und angesichts von Widrigkeiten für sich selbst einstehen.

Eine Möglichkeit, Selbstvertrauen zu entwickeln, besteht darin, selbstlimitierende Überzeugungen und negative Selbstgespräche in Frage zu stellen, die Ihr Selbstwertgefühl und Ihr Potenzial untergraben. Sie können soziale Botschaften verinnerlichen, die Stereotypen, das Hochstapler-Syndrom oder das Gefühl der Unzulänglichkeit aufrechterhalten. Indem Sie diese Überzeugungen als falsch erkennen und sie mit bestätigenden und stärkenden Aussagen neu formulieren, können Sie eine positivere und widerstandsfähigere Denkweise entwickeln.

Darüber hinaus kann das Setzen und Erreichen von Zielen, egal wie klein, im Laufe der Zeit Selbstvertrauen und Selbstwirksamkeit aufbauen. Teilen Sie Ziele in überschaubare Schritte auf, feiern Sie Fortschritte und lernen Sie aus

Rückschlägen. Auf diese Weise können Sie ein Gefühl von Kompetenz und Meisterschaft entwickeln, das Ihr Selbstvertrauen und Ihre Belastbarkeit stärkt.

Darüber hinaus bedeutet das Üben von Durchsetzungsvermögen, dass Sie sich im zwischenmenschlichen Umgang selbstbewusst und respektvoll ausdrücken, gesunde Grenzen setzen und sich für Ihre Bedürfnisse und Rechte einsetzen. Möglicherweise stehen Sie aufgrund gesellschaftlicher Erwartungen, Stereotypen oder der Angst vor Gegenreaktionen oder Ablehnung vor besonderen Herausforderungen, sich zu behaupten. Durchsetzungsvermögen ist jedoch eine Fähigkeit, die im Laufe der Zeit durch Durchsetzungsvermögenstraining, Rollenspielübungen und das Setzen kleiner, erreichbarer Ziele für durchsetzungsfähiges Verhalten erlernt und geübt werden kann.

Zusammenfassend lässt sich sagen, dass die Akzeptanz von Resilienz und Empowerment bedeutet, dass Sie aus Ihrem kulturellen Erbe und Ihrer Resilienz Kraft schöpfen und Selbstvertrauen und Durchsetzungsvermögen kultivieren. Indem Sie sich mit der Weisheit und Belastbarkeit Ihrer Vorfahren verbinden, unterstützende Netzwerke innerhalb der schwarzen Gemeinschaft aufbauen und selbstlimitierende Überzeugungen in Frage stellen, können Sie ein Gefühl von Stolz, Identität und Entscheidungsfreiheit entwickeln, das Sie durch Widrigkeiten trägt und Sie in die Lage versetzt, positive Veränderungen herbeizuführen in Ihrem Leben und Ihrer Gemeinschaft.

Selbstpflegerituale praktizieren

Das Praktizieren von Selbstfürsorgeritualen ist für Sie als Frau unerlässlich, um Ihr Wohlbefinden in den Vordergrund zu stellen und Ihren Geist, Körper und Geist zu nähren. Selbstfürsorge bedeutet, sich bewusst Zeit und Raum zu nehmen, um sich selbst zu pflegen, neue Energie zu tanken und einen Sinn für Ausgeglichenheit und Harmonie in Ihrem Leben zu kultivieren. In diesem Abschnitt untersuchen wir zwei Schlüsselaspekte der Ausübung von Selbstpflegeritualen: die Einbeziehung körperlicher, geistiger und spiritueller Praktiken und die Schaffung einer personalisierten Selbstpflegeroutine, die Ihren individuellen Bedürfnissen und Vorlieben entspricht.

Einbeziehung körperlicher, geistiger und spiritueller Praktiken

Durch die Einbeziehung körperlicher, geistiger und spiritueller Übungen in Ihre Selbstpflegeroutine können Sie Ihr ganzheitliches Wohlbefinden fördern und ein Gefühl der Ganzheit und Vitalität entwickeln.

-Körperliche Übungen: Zur körperlichen Selbstfürsorge gehört die Pflege Ihres Körpers durch Bewegung, Ernährung und Ruhe. Treiben Sie regelmäßig Sport, der Ihnen Spaß macht, sei es Yoga, Tanzen oder ein Spaziergang in der Natur. Legen Sie Wert darauf, Ihren Körper mit nährstoffreichen Lebensmitteln zu nähren, die Ihre Energie tanken und Ihre allgemeine Gesundheit unterstützen. Achten Sie auch auf Ruhe und Entspannung, indem Sie jede Nacht ausreichend schlafen und tagsüber Pausen einlegen, um neue Energie zu tanken.

- **Geistige Übungen: Zur** geistigen Selbstfürsorge gehört die Pflege Ihres Geistes und Ihrer Gefühle, die Reduzierung von Stress sowie die Förderung geistiger Klarheit und Belastbarkeit. Üben Sie Achtsamkeitsmeditation, um das Bewusstsein für den gegenwärtigen Moment zu kultivieren und Ängste und Stress abzubauen. Beteiligen Sie sich an Aktivitäten, die Ihren Geist und Ihre Kreativität anregen, wie z. B. Lesen, Tagebuch schreiben oder Rätsel lösen. Setzen Sie mit Technologie und sozialen Medien Grenzen, um Ihre mentalen Räume zu schützen und sich auf Aktivitäten zu konzentrieren, die Ihnen Freude und Erfüllung bringen.

-Spirituelle Praktiken: Bei der spirituellen Selbstfürsorge geht es darum, sich mit Ihrer inneren Weisheit, Ihrem Ziel und Ihrem Gefühl für Sinn und Zugehörigkeit zu verbinden. Nehmen Sie an spirituellen Praktiken teil, die mit Ihren Überzeugungen und Werten in Einklang stehen, sei es durch

Gebete, Meditation oder Zeit in der Natur verbringen. Vernetzen Sie sich mit Ihrer spirituellen Gemeinschaft oder suchen Sie spirituelle Mentoren und Führer, die Sie auf Ihrem Weg der Selbstfindung und des Wachstums unterstützen können. Kultivieren Sie Dankbarkeit und Wertschätzung für die Segnungen in Ihrem Leben und fördern Sie so ein Gefühl von Fülle und Erfüllung.

Erstellen einer personalisierten Selbstpflegeroutine

Durch die Erstellung einer personalisierten Selbstpflegeroutine können Sie Ihre Selbstpflegepraktiken an Ihre individuellen Bedürfnisse, Vorlieben und Ihren Lebensstil anpassen. Indem Sie bewusst eine Routine entwickeln, die Ihr Wohlbefinden unterstützt, können Sie mehr Belastbarkeit, Vitalität und Freude in Ihrem Leben entwickeln.

-Identifizieren Sie Ihre Bedürfnisse: Denken Sie zunächst über Ihren aktuellen

Lebensstil nach und identifizieren Sie Bereiche, in denen Sie von mehr Selbstfürsorge profitieren könnten. Fühlen Sie sich körperlich erschöpft und brauchen mehr Ruhe? Leiden Sie unter starkem Stress und Ängsten und benötigen Sie mehr mentale Selbstfürsorge? Fühlen Sie sich von Ihrer spirituellen Praxis abgekoppelt und benötigen mehr spirituelle Nahrung? Machen Sie eine Bestandsaufnahme Ihrer Bedürfnisse und Prioritäten, um Ihre Selbstpflegeroutine zu leiten.

-Setzen Sie realistische Ziele: Setzen Sie realistische und erreichbare Ziele für Ihre Selbstpflegeroutine und berücksichtigen Sie dabei Ihren Zeitplan, Ihre Ressourcen und Ihr Energieniveau. Fangen Sie klein an und steigern Sie sich mit der Zeit schrittweise, indem Sie neue Praktiken oder Rituale hinzufügen, wenn Sie sich dazu bereit fühlen. Seien Sie sanft und mitfühlend mit sich selbst und erkennen Sie, dass Selbstfürsorge eine ständige Reise der Entdeckung und des Wachstums ist.

-Experimentieren und erkunden: Nehmen Sie sich Zeit, mit verschiedenen Selbstpflegepraktiken und Ritualen zu experimentieren, um herauszufinden, was Sie anspricht. Seien Sie offen für neue Aktivitäten und Ansätze, auch wenn diese zunächst außerhalb Ihrer Komfortzone liegen. Achten Sie darauf, wie Sie sich bei jeder Übung fühlen und ob sie Ihnen ein Gefühl von Nahrung, Freude und Erfüllung vermittelt.

-Konsistenz priorisieren: Konsistenz ist der Schlüssel, wenn es darum geht, Selbstfürsorge zu praktizieren. Nehmen Sie sich jeden Tag oder jede Woche etwas Zeit für Ihre Selbstpflegerituale und machen Sie sie zu einem nicht verhandelbaren Teil Ihrer Routine. Erwägen Sie die Erstellung eines Selbstfürsorgeplans oder -planers, der Ihnen hilft, organisiert zu bleiben und sich für Ihre Selbstfürsorgeziele verantwortlich zu fühlen.

- Hören Sie auf Ihre Intuition: Vertrauen Sie Ihrer Intuition und hören Sie auf die Signale Ihres Körpers, um Ihre Selbstpflegeroutine zu leiten. Achten Sie darauf, was sich für Sie nährend und belebend anfühlt, und respektieren Sie Ihre Bedürfnisse und Grenzen entsprechend. Seien Sie flexibel und anpassungsfähig und passen Sie Ihre Selbstfürsorgepraktiken je nach Bedarf an Änderungen Ihrer Umstände oder Prioritäten an.

Zusammenfassend lässt sich sagen, dass das Praktizieren von Selbstpflegeritualen unerlässlich ist, um Ihr Wohlbefinden in den Vordergrund zu stellen und Ihren Geist, Körper und Geist als Frau zu nähren. Indem Sie körperliche, geistige und spirituelle Übungen in Ihre Routine integrieren und eine personalisierte Selbstpflegeroutine erstellen, die Ihren individuellen Bedürfnissen und Vorlieben entspricht, können Sie mehr Belastbarkeit, Vitalität und Freude in Ihrem Leben kultivieren. Denken Sie daran, auf dem Weg sanft und

mitfühlend mit sich selbst umzugehen und
Ihre Reise der Selbstfindung und des
Wachstums zu würdigen.

Vereinbarkeit von Arbeit, Leben und Aktivismus

Die Vereinbarkeit von Beruf, Privatleben und Aktivismus ist für Sie als Frau von entscheidender Bedeutung, um Ihr Wohlbefinden aufrechtzuerhalten, Ihre Ziele zu verfolgen und zu positiven Veränderungen in Ihrer Gemeinschaft und Gesellschaft beizutragen. Die Anforderungen Ihrer Karriere, Ihres Privatlebens und Ihres Aktivismus unter einen Hut zu bringen, kann eine Herausforderung sein, aber mit Absicht und Selbstfürsorge können Sie in allen Bereichen Ihres Lebens Harmonie und Erfüllung finden. In diesem Abschnitt untersuchen wir zwei Schlüsselaspekte der Vereinbarkeit von Beruf, Privatleben und Aktivismus: das Verwalten von Karrierezielen und Verantwortlichkeiten sowie das Engagement für soziale Gerechtigkeit und Aktivismus bei gleichzeitigem Schutz Ihrer geistigen Gesundheit.

Verwalten von Karrierezielen und Verantwortlichkeiten

Als Frau erfordert die Verwaltung Ihrer beruflichen Ziele und Verantwortlichkeiten eine sorgfältige Planung, Priorisierung und Festlegung von Grenzen, um sicherzustellen, dass Sie Ihre beruflichen Ziele verfolgen und gleichzeitig eine gesunde Work-Life-Balance aufrechterhalten können.

-Setzen Sie sich klare Ziele: Setzen Sie sich zunächst klare und erreichbare Ziele, die Ihren Werten, Interessen und Stärken entsprechen. Ganz gleich, ob Sie in Ihrer aktuellen Rolle vorankommen, den Beruf wechseln oder Unternehmertum anstreben: Eine klare Vorstellung davon, was Sie erreichen möchten, kann Ihnen bei Ihren Handlungen und Entscheidungen helfen.

-Selbstpflege priorisieren: Priorisieren Sie Selbstpflegepraktiken, die Ihren Geist,

Körper und Geist nähren, auch inmitten der Anforderungen Ihrer Karriere. Nehmen Sie sich Zeit für regelmäßige Bewegung, Ruhe und Entspannung, um neue Energie zu tanken und einem Burnout vorzubeugen. Setzen Sie bei der Arbeit Grenzen, um Ihre persönliche Zeit zu schützen und eine gesunde Work-Life-Balance aufrechtzuerhalten.

-Suchen Sie Unterstützung und Mentoring: Suchen Sie Unterstützung und Mentoring von Kollegen, Mentoren oder professionellen Netzwerken, um Sie bei der Bewältigung Ihrer Karriere zu unterstützen. Umgeben Sie sich mit Menschen, die an Ihr Potenzial glauben und Ihnen Führung, Ermutigung und Wachstumschancen bieten können.

- Setzen Sie sich für sich selbst ein: Setzen Sie sich am Arbeitsplatz für sich selbst ein, indem Sie Ihre Bedürfnisse, Interessen und Wünsche vertreten. Verhandeln Sie über eine faire Vergütung, Aufstiegschancen und

Unterkünfte, die Ihr Wohlbefinden und Ihren Erfolg unterstützen. Scheuen Sie sich nicht, sich zu behaupten und für Ihren Wert als Frau am Arbeitsplatz einzutreten.

Engagement für soziale Gerechtigkeit und Aktivismus bei gleichzeitigem Schutz der psychischen Gesundheit

Sich für soziale Gerechtigkeit und Aktivismus einzusetzen ist für Sie als Frau eine wirksame Möglichkeit, sich für Gleichheit, Gerechtigkeit und positive Veränderungen in Ihrer Gemeinschaft und Gesellschaft einzusetzen. Es ist jedoch wichtig, dass Sie Ihrer psychischen Gesundheit und Ihrem Wohlbefinden Priorität einräumen, während Sie sich aktiv dafür engagieren, Burnout vorzubeugen und Ihr langfristiges Engagement für soziale Gerechtigkeit aufrechtzuerhalten.

-Setzen Sie Grenzen: Setzen Sie Grenzen für Ihre Aktivismusarbeit, um Ihre geistige Gesundheit zu schützen und Überforderung zu verhindern. Legen Sie Grenzen für die

Zeit und Energie fest, die Sie für Aktivismus aufwenden, und priorisieren Sie Selbstpflegepraktiken, die Ihre Energie wieder auffüllen und einem Burnout vorbeugen.

-Üben Sie Selbstmitgefühl: Üben Sie Selbstmitgefühl und Selbstfürsorge, um Ihr emotionales Wohlbefinden inmitten der Herausforderungen der Aktivismusarbeit zu fördern. Erkennen Sie Ihre Grenzen und Schwachstellen an und gehen Sie sanft und verständnisvoll mit sich selbst um, wenn Sie Rückschläge oder Schwierigkeiten erleben.

-Suchen Sie Unterstützung: Bitten Sie andere Aktivisten, Freunde, Familienmitglieder oder Fachkräfte für psychische Gesundheit um Unterstützung, wenn Sie sie brauchen. Umgeben Sie sich mit einer unterstützenden Gemeinschaft, die die einzigartigen Herausforderungen des Aktivismus versteht und Empathie, Bestätigung und Ermutigung bieten kann.

-Machen Sie Pausen: Machen Sie Pausen von der Aktivismusarbeit, wenn Sie neue Kraft tanken und neue Energie tanken müssen. Nehmen Sie an Aktivitäten teil, die Ihnen Freude und Entspannung bringen, sei es, dass Sie Zeit mit Ihren Lieben verbringen, Hobbys nachgehen oder die Natur genießen.

-Konzentrieren Sie sich auf die Wirkung: Konzentrieren Sie sich auf die Wirkung und Bedeutung Ihrer Aktivismusarbeit, anstatt sich in Perfektionismus oder unrealistischen Erwartungen zu verzetteln. Feiern Sie Ihre Erfolge und Meilensteine auf Ihrem Weg und würdigen Sie die Beiträge, die Sie zu positiven Veränderungen in Ihrer Gemeinde und Gesellschaft leisten.

Die Vereinbarkeit von Beruf, Privatleben und Aktivismus ist für Sie als Frau von entscheidender Bedeutung, um Ihr Wohlbefinden aufrechtzuerhalten, Ihre Ziele zu verfolgen und zu positiven Veränderungen in Ihrer Gemeinschaft und

Gesellschaft beizutragen. Indem Sie Ihre beruflichen Ziele und Verantwortlichkeiten mit Bedacht und Selbstfürsorge verwalten, sich für soziale Gerechtigkeit und Aktivismus engagieren und gleichzeitig Ihrer geistigen Gesundheit Priorität einräumen, können Sie Harmonie und Erfüllung in allen Bereichen Ihres Lebens finden. Denken Sie daran, Grenzen zu setzen, Selbstmitgefühl zu üben, bei Bedarf Unterstützung zu suchen und Ihren Beitrag zu positiven Veränderungen auf dem Weg zu feiern.

Abschluss

Nehmen Sie sich am Ende dieser Reise zur Erkundung der emotionalen Selbstfürsorge für schwarze Frauen einen Moment Zeit, um über Ihre Fortschritte und Ihr Wachstum nachzudenken und bekräftigen Sie Ihr Engagement für Ihr anhaltendes emotionales Wohlbefinden.

Nachdenken über Fortschritt und Wachstum

Im Laufe dieser Erkundung haben Sie sich mit verschiedenen Aspekten der emotionalen Selbstfürsorge befasst, vom Verständnis der Bedeutung von Belastbarkeit und Ermächtigung bis hin zum Praktizieren von Selbstfürsorgeritualen und der Vereinbarkeit von Arbeit, Privatleben und Aktivismus. Sie haben Schritte unternommen, um aus Ihrem kulturellen Erbe Kraft zu schöpfen, Selbstvertrauen und Durchsetzungsvermögen zu kultivieren, sich für soziale Gerechtigkeit und Aktivismus einzusetzen und gleichzeitig Ihre geistige Gesundheit zu schützen. Unterwegs haben Sie sich Herausforderungen gestellt, Widerstandsfähigkeit angenommen und Ihre großen und kleinen Siege gefeiert.

Denken Sie darüber nach, wie weit Sie auf Ihrem Weg der emotionalen Selbstfürsorge gekommen sind. Berücksichtigen Sie die Erkenntnisse, die Sie gewonnen haben, die Gewohnheiten, die Sie kultiviert haben, und die Barrieren, die Sie überwunden haben. Feiern Sie Ihr Wachstum und Ihre Widerstandsfähigkeit und würdigen Sie die Fortschritte, die Sie bei der Priorisierung Ihres Wohlbefindens und der Förderung von Geist, Körper und Seele gemacht haben.

Sich einer kontinuierlichen Reise der emotionalen Selbstfürsorge verpflichten
Wenn Sie diese Reise abschließen, widmen Sie sich wieder Ihrer weiteren emotionalen Selbstauto-Reise. Erkennen Sie, dass Selbstfürsorge kein Ziel, sondern eine lebenslange Praxis der Selbstfindung, des

Wachstums und der Erneuerung ist. Priorisieren Sie weiterhin Ihr Wohlbefinden, nehmen Sie sich Zeit für Selbstpflegerituale, setzen Sie Grenzen und suchen Sie bei Bedarf Unterstützung.

Setzen Sie sich dafür ein, Ihre Widerstandsfähigkeit und Selbstbestimmung zu fördern, Stärke aus Ihrem kulturellen Erbe und Ihrer Gemeinschaft zu schöpfen und sich für Ihre Bedürfnisse und Rechte einzusetzen. Umfassen Sie Selbstmitgefühl und Selbstliebe und erkennen Sie Ihren inneren Wert und Wert als Frau. Und denken Sie daran, dass Sie auf dieser Reise nicht allein sind – umgeben Sie sich mit unterstützenden Netzwerken und Verbündeten, die Sie auf dem Weg unterstützen und stärken.

Abschließend sollten Sie wissen, dass Ihr Engagement für emotionale Selbstfürsorge ein radikaler Akt der Selbstliebe und Selbstbestimmung ist. Indem Sie Ihr Wohlbefinden in den Vordergrund stellen und Ihren Geist, Körper und Geist fördern, verändern Sie nicht nur Ihr eigenes Leben, sondern tragen auch zu positiven Veränderungen in Ihrer Gemeinschaft und Gesellschaft bei. Nutzen Sie die Kraft der Selbstfürsorge als Werkzeug für Resilienz, Heilung und Befreiung und strahlen Sie Ihr Licht weiterhin hell aus, während Sie die vor Ihnen liegende Reise beschreiten.